DÉPARTEMENT DES COTES-DU-NORD

Loi du 15 Juillet 1893 sur l'Assistance médicale gratuite

NOUVEAU TARIF

DES

PRODUITS PHARMACEUTIQUES

A DÉLIVRER AUX INDIGENTS

Approuvé par la Commission départementale dans sa Séance du 17 Novembre 1903, en vertu de la délégation qu'elle a reçue à cet effet du Conseil général.

SAINT-BRIEUC

IMPRIMERIE FRANCISQUE GUYON, LIBRAIRE-ÉDITEUR

Rues Saint-Gilles, 4, et de la Préfecture, 18.

1903

Assistance Médicale & Pharmaceutique

INSTRUCTIONS GÉNÉRALES

La sous-commission désignée par le Comité départemental de l'Assistance médicale, en vue de procéder à l'élaboration d'un tarif pour le service de l'assistance médicale et pharmaceutique des indigents, devait s'inspirer avant tout de l'intérêt du malade, mais en même temps elle ne devait pas oublier qu'i s'agissait d'une œuvre dont les ressources étaient limitées ; son devoir était donc de viser à l'économie.

Mettre entre les mains du médecin tous les médicaments véritablement utiles ; bannir rigoureusement tous ceux dont l'efficacité était contestable ou dont le prix élevé aurait pu, sans aucune utilité pratique, compromettre le fonctionnement du service ; tel était le but à atteindre.

En vue d'éviter le gaspillage, les doses des médicaments ont été réduites au strict nécessaire ; aussi, dans ce tarif, a-t-on placé à côté des prix des substances, dans une dernière colonne, le maximum qui pourra en être prescrit.

De plus, afin de donner une précision plus grande à ses recommandations et afin d'éviter toute surprise, la commission a cru devoir faire l'énumération suivante des médicaments qui seront prohibés d'une manière absolue :

Les spécialités pharmaceutiques et médicaments spécialisés :

Les eaux minérales naturelles.

Les pâtes de guimauve, jujube et autres ; les pastilles non portées au tarif ;

Les vins de Malaga, Madère, Grenache ou autres, soit purs, soit sous forme de vins médicamenteux. Toutefois, la délivrance de ces vins est autorisée dans la préparation des potions pharmaceutiques.

Les vins composés, tels que le vin de quinquina ferrugineux, le vin créosoté, le vin de phosphate de chaux, etc. ;

Tous les élixirs, de pepsine, coca, garus et autres ;

Le looch aux amandes ;

Les sirops comme édulcorants de tisanes ou comme véhicules de médicaments (bromures, iodures, phosphates, etc.) ;

Les mélanges de sirops et de vins de quinquina ou autres ; et, d'une manière générale, tous les médicaments complexes qui sont ordinairement d'un prix élevé et dont la forme pharmaceutique ne s'impose à aucun titre.

Il est recommandé en outre de s'abstenir, autant que possible, d'employer les eaux distillées comme véhicules et de recourir aux *teintures* de préférence aux sirops, etc. : en un mot, il faut que le nécessaire et tout le nécessaire soit fait, mais il ne faut, en aucun cas, mettre à la charge du service des dépenses superflues.

I. - TARIF DES MANIPULATIONS

pour les préparations magistrales.

Le prix d'un médicament s'obtient en ajoutant, s'il y a lieu, au prix de la ou des substances qui entrent dans sa composition, le prix de la ou des manipulations effectuées spécialement pour le préparer.

1° Emplâtres.

Le produit de la longueur d'un emplâtre, multiplié par sa largeur, représente sa surface, et c'est d'après cette surface que les emplâtres sont taxés, conformément au tableau ci-dessous.

Si l'emplâtre doit être additionné, saupoudré, recouvert ou arrosé d'une substance quelconque, on ajoute, au prix fixé par le tableau, le prix de cette substance, plus 0 fr. 10 pour cette manipulation spéciale. Par exception, le prix de la substance compris, il n'est compté que 0 fr. 05 pour saupoudrer de camphre un vésicatoire, et 0 fr. 10 pour le camphrer et le recouvrir d'un papier huilé.

Il est compté 0 fr. 05 pour munir un emplâtre de bandes de sparadrap.

SURFACE EXPRIMÉE en centimètres carrés.			EMPLATRE de POIX de Bourgogne.	Emplâtre de Ciguë. Emplâtre de Tapsi Emplâtre de Vigo.	Empl. Vésicatoire.	Empt. VÉSICATOIRE rose au cantharidate de soude.
0 à 9.	Exemple	3cm × 3cm	....	....	0 fr. 10	....
10 à 25.	—	5cm × 5cm	....	0 fr. 20	0 15	0 fr. 20
26 à 36.	—	6cm × 6cm	....	0 20	0 20	0 30
37 à 64.	—	8cm × 8cm	0 fr. 20	0 25	0 25	0 40
65 à 100.	—	10cm × 10cm	0 20	0 30	0 30	0 60
101 à 120.	—	10cm × 12cm	0 25	0 40	0 30	0 70
121 à 144.	—	12cm × 12cm	0 30	0 50	0 40	0 80
145 à 168.	—	12cm × 14cm	0 30	0 50	0 40	0 90
169 à 196.	—	14cm × 14cm 13cm × 15cm	0 35	0 60	0 60	....
197 à 210.	—	14cm × 15cm	0 35	0 75	....	....
211 à 225.	—	15cm × 15cm 12cm × 18cm	0 40	0 75	....	....
226 à 250.	—	15cm × 16cm	0 40	....	....	....
251 à 270.	—	16cm × 16cm 15cm × 18cm	0 40	....	....	....
271 à 300.	—	15cm × 20cm	0 40	....	....	....

Emplâtres avec extraits ou sur la formule spéciale, préparée sur peau blanche ou sur sparadrap.

Le prix de la masse emplastique est établi en additionnant le prix des composants conformément au tarif, à raison de 20 centigrammes de masse emplastique environ par centimètre carré, et en y ajoutant le prix de la peau blanche ou du sparadrap employé et un prix de manipulation de :

> 0 fr. 25   pour un emplâtre de   25 centimètres carrés et au-dessous,
> 0   40   26 à 100 centimètres carrés,
> 0   50   101 centimètres carrés et au-dessus.

L'adjonction d'une bordure de diachylum augmente d'un quart le prix de l'emplâtre.

Emplâtres ou mouches d'opium.

Le prix en est établi comme ci-dessus. S'il n'est spécifié aucune dimension, la mouche d'opium est tarifée 0 fr. 40.

2° Bols. — Granules. — Pilules.

La préparation d'une masse pilulaire et sa division sont tarifées comme il suit, en outre du prix des substances :

> Pour la préparation de la masse pilulaire. 0   20
> Pour la division :
> Par pilule, jusqu'à 10. 0   02
> Pour chacune de celles comprises entre 10 et 50. 0   015
> Pour chacune de celles au delà de 50. 0   01

Exemple. — Pour la préparation de pilules n°ˢ   5   20   30   50   100

> Il est compté. . . . . 0 fr. 30   0 fr. 55   0 fr. 70   1 fr. »   1 fr. 50

Lorsque les bols, granules ou pilules seront gélatinisés, le prix de la manipulation est augmenté de 0 fr. 01 par pilule.

NOTA. — Sont compris dans le prix de manipulation, le miel, les sirops, la poudre de guimauve ou de réglisse, le savon et tous autres excipients de faible valeur, à moins que la quantité nécessaire ne soit notable.

Les extraits, les poudres, les sirops de valeur assez élevée ou employés en quantité notable sont comptés en plus.

3° Paquets.

La division d'une poudre en paquets est tarifée comme il suit, d'après le nombre des paquets, en outre du prix des substances :

> Par paquet jusqu'à 10. 0   02
> Pour chacun de ceux compris entre 10 et 50. . . . . 0 fr. 015
> Pour chacun de ceux au delà de 50. 0   01

Exemple. — Pour la préparation de paquets n°ˢ   5   20   30   50   100

> Il est compté. . . . . 0 fr. 10   0 fr. 30   0 fr. 45   0 fr. 75   1 fr. »

Si la substance mise en paquets est une poudre composée, on ajoute 0 fr. 20 au chiffre obtenu.

4° Cachets.

La division d'une poudre et sa mise en cachets est tarifée comme il suit, d'après le nombre des cachets, y compris la valeur des rondelles de pain azyme, mais non compris le prix des substances :

> Par cachet jusqu'à 10. . . . . 0 fr. 03
> Pour chacun de ceux au delà de 10. 0   02

Exemple. — Pour la préparation de cachets, n°ˢ   5   20   30   50   100

> Il est compté. . . . . 0 fr. 15   0 fr. 40   0 fr. 60   1 fr. »   2 fr. —

Si la substance mise en cachets est une poudre composée, on ajoute 0 fr. 20 au chiffre obtenu.

5° Décoctions. — Infusions. — Lixiviations. — Macérations.

> Jusqu'à 100 grammes. . . . . 0 fr. 20
> De 101 à 250 grammes. 0   25
> De 251 à 500 grammes. 0   40
> De 501 à 1,000 grammes. 0   60

NOTA. — A moins d'indication spéciale, la dose de principe actif, dont le prix est compté en plus du prix de manipulation, est, conformément au Codex, de 2 grammes par 100 grammes pour les feuilles et les fleurs, et de 4 grammes par 100 grammes pour les bois, les écorces et les racines.

6° Collutoires. — Collyres. — Électuaires. — Gargarismes. — Glycérolés. — Injections — Juleps. — Lavements. — Liniments. — Loochs composés. — Lotions — Mélanges. — Mixtures. — Opiats. — Pommades. — Potions. — Poudres composées. — Solutions.

Au prix des substances, on ajoute un prix fixe de manipulation de 0 fr. 25, mais seulement dans le cas où il y a manipulation réelle, telle que l'emploi du mortier, du feu ou du filtre.

Le prix de manipulation pour décoction, infusion, lixiviation ou macération, est compté en plus, dans le cas où l'une ou l'autre de ces opérations est nécessaire.

7° Émulsions.

Au prix des substances, on ajoute un prix fixe de manipulation de 0 fr. 40.

8° Suppositoires composés.

Au prix des substances, on ajoute un prix fixe de manipulation calculé comme il suit, d'après le nombre des suppositoires :

Par suppositoire jusqu'à 5	0 fr. 20
Pour chacun de ceux compris entre 5 et 10	0 15
Pour chacun de ceux au-delà de 10	0 10

Exemple. — Pour la préparation des suppositoires n°s 5 10

Il est compté 1 fr. » 1 fr. 50

ANALYSE D'URINE

Recherche qualitative du sucre, de l'albumine ou de la bile, avec indication de la densité et des autres caractères physiques de l'urine . . . . 1 fr. »

Cette somme de 1 fr. est allouée au pharmacien, même dans les cas où il y a lieu d'exécuter l'un ou l'autre des dosages taxés ci-dessous). Dans le cas de recherche qualitative du sucre seul ou de l'albumine seule une indemnité d'un franc seulement sera perçue.

Examen microscopique du sédiment		2 fr. 50
Dosage des éléments anormaux {	Sucre	2 50
	Albumine	2 50
	Urée	2 50
	Acide urique	2 50
Dosage des éléments normaux {	Chlorures	2 50
	Phosphates	2 50
	Acidité totale	2 50
Analyse complète		10 »

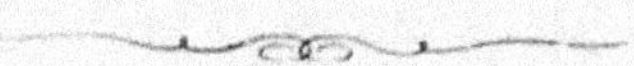

ET DES

MÉDICAMENTS OFFICINAUX

A

ABSINTHE feuilles [illegible]
— racine [illegible]
— teinture, feuilles sèches [illegible]
ACÉTANILIDE antifebrine [illegible]
ACÉTATE d'ammonique liquide [illegible]
— d'ammoniaque [illegible]
— de plomb cristallisé [illegible]
— neutre de plomb liquide [illegible]
— Extrait de saturne [illegible]
— de potasse [illegible]
ACÉTPHÉNÉTIDINE phénacétine [illegible]
ACIDE acétique cristallisable [illegible]
— arsénieux pulvérisé [illegible]
— azotique officinal [illegible]
— benzoïque sublimé [illegible]
— borique [illegible]
— — pulvérisé [illegible]
— chlorhydrique [illegible]
— chromique [illegible]
— citrique pulvérisé [illegible]
— cyanhydrique prussique [illegible]
— formique [illegible]
— gallique [illegible]
— lactique [illegible]

ACIDE phénique [illegible]
— phénique cristallisé [illegible]
— — liquide à P. [illegible]
— — liquide brun [illegible]
— — cristallisé pulvérisé [illegible]
— phosphorique officinal [illegible]
— picrique [illegible]
— pyrogallique [illegible]
— salicylique pur [illegible]
— sulfurique pur [illegible]
— — monohydraté [illegible]
— — fumant [illegible]
— tannique [illegible]
— tartrique pulvérisé [illegible]
— tri [illegible]
ACONIT pulvérisé, feuilles ou racine [illegible]
ACONITINE amorphe [illegible]
— cristallisée [illegible]
ADRÉNALINE chlorhydrate [illegible]
— au 1/1000 [illegible]
AGARIC blanc [illegible]
ALCALI volatil [illegible]
ALCOOL à 90° [illegible]
— à 95° [illegible]
— camphré [illegible]
— nitrique [illegible]
— sulfurique [illegible]
ALCOOLAT de mélisse [illegible]
— de Fioraventi [illegible]
— de romarin [illegible]
— vulnéraire des Carmes [illegible]
ALCOOLATURE d'aconit [illegible]
— de ratanhia [illegible]
— d'arnica [illegible]
— de bryone [illegible]
— d'eucalyptus [illegible]
ALOÈS pulvérisé [illegible]
ALUN sulfate d'alumine et de potasse [illegible]
— pulvérisé [illegible]
— calciné [illegible]
AMIDON pulvérisé ou entier [illegible]

DÉNOMINATION DES MÉDICAMENTS	QUANTITÉS DIVERSES	PRIX	QUANTITÉS DIVERSES	PRIX	500 gr.	250 gr.	100 gr.	30 gr.	10 gr.	5 gr.	1 gr.	0.50 centigr.	0.10 centigr.	QUANTITÉS MAXIMA
ANALGÉSINE (antipyrine)									1.25	0.75	0.15	0.10		10 g.
ANIS vert. semences							0.35	0.15	0.05					100
— — pulvérisé									0.15	0.10	0.05			10
— étoilé (badiane)									0.10	0.05				10
— — pulvérisé									0.20	0.15	0.05			10
ANTIFÉBRINE (acétanilide)									0.60	0.45	0.10			10
ANTIMOINE diaphorétique (oxyde blanc d'antimoine)									0.40	0.20	0.10	0.05		10
APIOL liquide										1.20	0.30	0.20		
ARMOISE, feuilles mondées							0.35	0.15	0.05					100
ARNICA, fleurs							0.70	0.25	0.10	0.05				100
ARRHÉNAL (méthylarsinate de soude)										1 »	0.25	0.15		
ARSÉNIATES et **ARSÉNITES**											0.20	0.15	0.10	
ASA FŒTIDA, pulvérisé									0.30	0.15	0.10	0.05		
ATROPINE et ses sels	0 gr. 05	0.30	0 gr. 01	0 10									0.50	
AUNÉE pulvérisé									0.40	0.20	0.05			
AXONGE lavée, benzoïnée ou populin.							0.50	0.20	0.10	0.05				100
AZOTATE d'aconitine	0 gr. 05	1 »	0 gr. 01	0.40										1.50
— d'argent cristallisé ou fondu									2 »	1.25	0.30	0.20	0.10	
— (sous-) de bismuth									1 »	0.40	0.25	0.10	0.05	30
— (sous-deuto-) de mercure (turbith nitreux)									0.75	0.40	0.10	0.05		
— (deuto-) de mercure (nitrate acide de mercure)										0.20	0.10			
— de pilocarpine (*variable*)	0 gr. 05	0.60	0 gr. 01	0.30							8 »	4 »	1 »	
— de potasse (sel de nitre) pulv.							0.50	0.10	0.10	0.05				100

B

DÉNOMINATION DES MÉDICAMENTS	QUANTITÉS DIVERSES	PRIX	QUANTITÉS DIVERSES	PRIX	500 gr.	250 gr.	100 gr.	30 gr.	10 gr.	5 gr.	1 gr.	0.50 centigr.	0.10 centigr.	QUANTITÉS MAXIMA
BAIES de genièvre						0.25	0.10	0.05						250
BAIN sulfureux liquide au trisulfure	le bain	0 25												3 bains
BAUME de copahu							1.50	0.50	0.20	0.10				
— solidifié								0.60	0.25					30 g.
— opodeldoch solide	le flacon	1 »	le 1/2 fl.	0.60										1 flac.
— — liquide							1.50	0.50	0.30					100 g.
— de tolu									0.30	0.15	0.05			
— tranquille								0.60	0.20	0.10	0.05			100
BELLADONE, feuilles mondées									0.10					
— pulv. (feuilles ou racin.)											0.10			
BENJOIN									0.20	0.15	0.05			10
— pulvérisé									0.30	0.20	0.10			10

Désignation												Quantité
BENZONAPTHOL								0.80	0.50	0.10	0.10	10
BEURRE de cacao								0.40	0.20	0.10		30
BICARBONATE de potasse							0.20	0.15	0.10	0.05		30
— de soude (sel de Vichy) pulvérisé							0.10	0.05				250
BIPHOSPHATE de chaux en solution à 3 0/0	litre	2 »			1.25	0.90	0.50		0.05			1 litre.
BLEU de méthylène médicinal									1 »	0.25	0.15	
BORATE de soude (borax) pulvérisé					1 »	0.50	0.20	0.10				250 g.
BOURGEONS de ronces							0.35	0.15	0.05			100
— de sapin							0.35	0.15	0.05			100
BOURRACHE, feuilles							0.35	0.15	0.05			100
— fleurs						0.90	0.30	0.13	0.05			100
BROMHYDRATE de quinine								2.50	0.60	0.30		
BROMOFORME									1 »	0.30		
BROMURE d'ammonium								1 »	0.40	0.25	0.05	
— d'éthyle (éther bromhydrique)							3 »	1 »	0.60	0.15	0.10	
— de potassium							2 »	1 »	0.40	0.25	0.05	
— de sodium							2.50	1 »	0.40	0.25	0.05	
— de strontium								1 »	0.40	0.25	0.05	

C

Désignation												Quantité
CACHOU pulvérisé								0.25	0.10	0.05		30
CACODYLATE de soude								2 »	0.50	0.30	0.20	
CAFÉINE et ses sels								1.25	0.40	0.25	0.10	5
CALOMEL (protochlorure de mercure)								0.40	0.20	0.10	0.05	10
CAMOMILLE, fleurs					0.70	0.25	0.10	0.05				100
CAMPHRE								0.30	0.10	0.05		30
— pulvérisé							0.40	0.15	0.10	0.05		30
CANNE de Provence, racine coupée									0.10	0.05		30
CANNELLE de Ceylan									0.20	0.15	0.05	10
— pulvérisée								0.25	0.20	0.10	0.05	
CANTHARIDATE de potasse ou de soude	0 gr. 05	0.60	0 gr. 01	0.25							1.20	
CANTHARIDES pulvérisées									0.20	0.05		
CANTHARIDINE	0 gr. 05	0.60	0 gr. 01	0.25						1.20	0.10	
CAPSULES ovales ordinaires												
— de copahu, de cubèbe et analogues	les 10 les 20	0.30 0.60	les 50 les 100	1.25 2 »								{50cap.
— d'ext. éth. de fougère mâle	l'une	0.20	les 15	2.50								
CAPSULES ovales petites, dites capsulines, et capsules rondes, dites perles												
— d'apiol	l'une	0.10	les 10	1 »								
— de créosote de hêtre	les 10 les 20	0.40 0.75	les 50 les 100	1.50 2.50								{50

DÉNOMINATION DES MÉDICAMENTS	QUANTITÉS DIVERSES	PRIX	QUANTITÉS DIVERSES	PRIX	500 gr.	250 gr.	100 gr.	30 gr.	10 gr.	5 gr.	1 gr.	0.50 gr.	0.10 gr.	QUANTITÉS MAXIMA
CAPSULES d'eucalyptol	l'une	0.05	les 20..	0.75										10 g. 50
	les 50..	1.50												
— de guaïacol	les 10..	0.40	les 20..	0.75										100 g
	les 50..	1.50												
— de térébenthine suisse ou	les 10..	0.30	les 50..	1. »										
de Venise	les 20..	0.50	les 100..	2. »										
CARBONATE d'ammoniaque								0.20	0.10	0.05				
— de chaux							0.75	0.25	0.10	0.05				100
— sous- de fer (safran de Mars apéritif)							0.80	0.30	0.15	0.10	0.05			100
— de guaïacol								10 »	4 »	2.50	0.50	0.30		10
— de lithine									3 »	1.50	0.75	0.20	0.10	
— de magnésie								0.75	0.30	0.10	0.05			
— de potasse (sel de tartre)								0.30	0.15	0.10	0.05			
— bi- de potasse									0.50	0.30	0.15	0.05		
CARRAGAHEEN (fucus crispus, mousse perlée)								0.40	0.15	0.05				100
CASCARA sagrada pulvérisé									0.50	0.30	0.10	0.05		
CAUSTIQUE de Canquoin (pâte de Canquoin)											1 »	0.40		
— de Vienne (poudre de Vienne)										0.50	0.30	0.15		
(Ces deux caustiques ne peuvent être remis qu'aux médecins pour l'usage.)														
CENTAURÉE (petite), sommités								0.60	0.20	0.10	0.05			100
CHARBON végétal pulvérisé								0.60	0.30	0.15	0.10	0.05		100
CHÊNE, écorce concassée (tan concas.)	le kilog.	1.25				0.75	0.40	0.20	0.10	0.05				500
— pulvérisée (poud. de tan)							0.75	0.20	0.10	0.05				250
CHIENDENT coupé								0.50	0.10	0.05				100
CHLORAL hydrate (hydrate de chloral)									1 »	0.50	0.25	0.10	0.05	10
CHLORATE de potasse cristallisé									0.20	0.10	0.05			30
— pulvérisé									0.30	0.15	0.10	0.05		30
CHLORURE d'éthyle											1 »	0.25		
CHLORHYDRATE d'ammoniaq. blanc (sel ammoniac pulvérisé)									0.30	0.15	0.10	0.05		20
— de morphine	0 gr. 05	0.15									1.20	0.70	0.25	
— de pilocarpine (variable)	0 gr. 05	0.65	0 gr. 01	0.30							8 »	4 »	1 »	
— de quinine neutre ou basique										2.50	0.60	0.40	0.15	5

DÉNOMINATION DES MÉDICAMENTS	QUANTITÉS DIVERSES	PRIX	QUANTITÉS DIVERSES	PRIX	500 gr.	250 gr.	100 gr.	30 gr.	10 gr.	5 gr.	1 gr.	0.50 gr.	0.10 gr.	QUANTITÉS MAXIMA
CHLORHYDROPHOSPHATE de chaux									1 »	0.40	0.25	0.10		30
— solution à 3 °/₀₀	litre	2.50					1.40	1 »	0.50					1 litre
CHLORHYDROSULFATE de quinine									3.50	0.60	0.40	0.20		5 g.
CHLOROFORME ordinaire								1.50	0.60	0.30	0.20	0.05		100
— anesthésique								4 »	1.50	0.75	0.50	0.15		
CHLORURE de calcium cristallisé								0.60	0.25	0.15	0.10			
— de chaux sec hypochlorite de chaux	le kilog.	0.80				0.50	0.30	0.15	0.05					
— — liquide	le litre	0.50				0.30	0.20	0.10	0.05					
— Per- de fer à 30°								0.40	0.20	0.10	0.05			30
— Prot- de fer cristallisé								0.50	0.30	0.15				
— (Bi- de mercure (sublimé corrosif))									0.60	0.40	0.20	0.10	0.05	
— — précipité (précipité blanc)									0.40	0.20	0.10	0.05		10
— de sodium							0.15	0.10	0.05					
— — purifié									0.20	0.10	0.05			20
— de soude liquide hypochlorite de soude, liqueur de Labarraque	litre	1.				0.60	0.40	0.20	0.10	0.05				
— de zinc pur									0.80	0.50	0.20	0.10		
— — liquide pour désinfections	litre	1.75												1 lit.
CIGARETTES médicinales arsénicales, de belladone, de datura, etc.	l'une	0.05	les 10..	0.60										20 g.
			les 20..	1. »										
CIGUË pulvérisée								0.75	0.30	0.20	0.10			
CINABRE (sulfure rouge de mercure) pulvérisé									0.40	0.25	0.10	0.05		30
CITRATE de fer ammoniacal									0.60	0.25	0.15	0.05		30
— de magnésie vrai									0.30	0.20	0.10			30
COALTAR saponiné	litre	2.50	1 litre	1.50			0.75	0.40						1 lit.
COCA feuilles								0.50	0.20	0.10	0.05			30
COCAÏNE et sels	0 gr. 05	0.20								2.25	1.25	0.50		
CODÉINE et ses sels	0 gr. 05	0.20								1 »	0.30			
COGNAC								0.75	0.30	0.10				100 gr.
COLCHIQUE (bulbes et semence) pulv.										0.20	0.10			
COLLARGOL											0.70	0.40		
COLLODION élastique ou non									0.60	0.25	0.15	0.05		30
COLOMBO, racine concassée									0.20	0.10	0.05			30
— pulvérisée									0.30	0.20	0.10			30
CONDURANGO, écorce concassée									0.75	0.30	0.20	0.05		30
COQUELICOTS, fleurs									0.30	0.15	0.10	0.05		30
COURGE, semences								2.25	1 »	0.40	0.15	0.10		250
COUSSO, fleurs pulvérisées									1.50	0.75	0.40			30
CRAIE préparée (carbonate de chaux précipité)								0.75	0.10	0.05				100
CRÈME de tartre pulv. (bitartrate de potasse)								0.25	0.10	0.05				30

DÉNOMINATION DES MÉDICAMENTS	QUANTITÉS DIVERSES	PRIX	QUANTITÉS DIVERSES	PRIX	500 gr.	250 gr.	100 gr.	30 gr.	10 gr.	5 gr.	1 gr.	0.50 centig.	0.10 centig.	QUANTITÉ MAXIMA
CRÈME de tartre soluble (tartrate bo-rico-potassique)								0 40	0 15	0 10	0 05			30 g.
CRÉOLINE (crésyline)	litre	2 »			1 »	0 50	0 25							
CRÉOSOTAL (carbonate de créosote)								1 »	1 50	1 »	0 20	0 15		
CRÉOSOTE de bois de hêtre								1 50	0 75	0 50	0 10			30
— de houille									0 40	0 20	0 05			
CUBÈBES pulvérisés								2 »	0 75	0 20	0 10	0 05		100
D														
DATURA stramonium, feuilles mond.								0 20	0 20	0 10				10 g.
— pulv.												0 10		
DÉCOCTION blanche de Sydenham	litre	1 50			1 »	0 70	0 60							1 litre
DERMATOL (sous-gallate de bismuth)										1 »	0 50	0 10		10 g.
DIASCORDIUM, électuaires								0 30	0 25	0 15	0 10			30
DIGITALE, feuilles mondées										0 15	0 10			
— pulvérisées										0 20	0 10			5 g.
DIGITALINE cristallisée			0 gr. 001	0 15										
DRAGÉES d'iodure de fer	les 50	1 »	les 100	2 »										
— de lactate de fer	les 50	1 »	les 100	2 »										
— de protochlorure de fer	les 50	1 »	les 100	2 »										
— de santonine	les 6	0 10												
DUBOISINE	0 gr. 05	1 »	0 gr. 01	0 25										
E														
EAU blanche (Codex)	litre	0 50			0 30	0 20	0 10	0 05						1 litre
— boriquée à 4 0/0 et au-dessous	id.	0 30			0 30	0 30	0 15	0 05						2
— de chaux	id.	0 30			0 30	0 20	0 10	0 05						1
— chloroformée saturée						1 »	0 50	0 25	0 10					250 g.
— distillée simple	id.	0 50			0 25	0 15	0 10	0 05						
— — bouillie	id.	0 60			0 30	0 10	0 10							250 g.
— — de fleur d'oranger							0 60	0 15	0 10	0 05				100
— — de laurier-cerise							0 60	0 20	0 10	0 05				100
— — de mélisse							0 40	0 15	0 10	0 05				100
— — de menthe							0 40	0 15	0 10	0 05				100
— — de rose					1 20	0 70	0 40	0 15	0 10	0 05				500
— — de tilleul							0 40	0 15	0 10	0 05				
— — non dénommée ci-dessus					1 »	0 60	0 40	0 15	0 10	0 05				
— gommeuse à 2.30					0 60	0 40	0 20	0 10						500
— de goudron	litre	0 25			0 30	0 20	0 10	0 05						1 litre
— de Goulard (eau végéto-minérale)	litre	1 »			0 60	0 40	0 15	0 10	0 05					1 litre
— de Javel (hypochlorite de potasse) du commerce pour désinfections	id.	0 50			0 25	0 15	0 10	0 05						3
— phéniquée à 1 0/0	id.	0 75			0 50	0 30	0 15	0 05						1
— à 2 0/0	id.	1 »			0 70	0 40	0 20	0 10						1
— à 3 0/0	id.	1 50			0 90	0 60	0 30	0 10						1
— de Pagliari					1 »	0 50	0 25	0 10	0 05					250 g.
— de Rabel (alcool sulfurique, acide sulfurique alcoolisé)								0 25	0 10	0 05				
— sédative	id.	0 30			0 30	0 20	0 10	0 05						1 litre
— stérilisée (eau bouillie)	litre	0 30			0 40	0 30	0 20	0 50	0 05					1 litre
— de vie allemande (teinture de jalap composée)							1 »	0 40	0 15	0 10				100 g.
— — camphrée (alcool camphré faible (variable), voir alcool)	id.	2 50	2 litre	1 25	1 50	0 75	0 40	0 15	0 10	0 05				
— — de gayac (teinture de gayac)						2 »	0 80	0 30	0 10	0 05				
— vulnéraire spiritueuse (alcoolat vulnér.) (variable, voir alcool)						0 90	0 30	0 15	0 10					
ÉLIXIR parégorique (teinture d'opium camphrée)								0 40	0 25	0 15	0 05			30
— de pévrilhe							0 90	0 30	0 20					
ÉMÉTIQUE porphyrisé (tartrate d'antimoine et de potasse)								0 60	0 30	0 10		0 10		10
EMPLÂTRE de ciguë								0 40	0 15					30
— diachylum gommé								0 30	0 10					30
— de Vigo								0 40	0 15					30
— rouge de Vidal								0 40	0 15					30
EMPLÂTRES étendus sur peau ou sur sparadrap, voir Manipulations.														
ÉPONGES stérilisées préparées à la cire ou à la ficelle								2 »	1 10	0 80				30 g.
ERGOT de seigle pulvérisé								1 20	0 80	0 20	0 10			10
ERGOTINE								1 75	1 25	0 25	0 15			
ERGOTININE	1 centig.	2 »	1 millig.	0 30								1 »		
ÉSÉRINE et ses sels	5 —	8 »	1 centig.	0 30				0 30	0 20	0 10				30 g.
ESPÈCES purgatives (thé de Saint-Germain) (Codex)	le paquet	0 10						0 60	0 30	0 20	0 10			
ÉTHER acétique								1 »	0 75	0 25				
— azynitreux (nitrite d'amyle)	ampoules, pièce : 0 f. 20							2 »	1 »	0 25				
— iodure d'éthyle	ampoules, : 0 fr. 20						2 50	1 »	0 60	0 25				
— iodoforme à 1.10							1 »	0 40	0 15	0 10	0 05			
— sulfurique rectifié (éther ordin.)														

DÉNOMINATION DES MÉDICAMENTS	QUANTITÉS DIVERSES	PRIX	QUANTITÉS DIVERSES	PRIX	500 gr.	250 gr.	100 gr.	30 gr.	9 gr.	5 gr.	1 gr.	0.50	0.40	QUANTITÉS MAXIMA
ETHER sulfurique alcoolisé (liqueur d'Hoffmann)								1. »	0.40	0.15	0.10	0.05		
— anesthésique								2. »	0.80	0.40	0.20			
EUCALYPTOL									1. »	0.60	0.15	0.05		
EUCALYPTUS, feuilles								0.40	0.15	0.05				100 gr.
EUQUININE											0.25	0.30		
EVONYMINE											1. »	0.50	0.20	
EXALGINE (méthylacétanilide)										1.50	0.40	0.20	0.03	5
EXTRAIT de bella-done										0.40	0.30	0.10	0.05	
— de canabis indica (extrait de chanvre indien)										1. »	0.40	0.25	0.10	
— de ciguë										0.75	0.50	0.13	0.10	
— de coca									2. »	1.20	0.25	0.20	0.07	
— de convallaria maialis de muguet										1. »	0.30	0.20	0.10	
— de datura stramonium										0.50	0.40	0.10	0.05	
— de digitale										0.50	0.40	0.10	0.05	
— de fougère mâle (huile éthérée de fougère mâle)									2. »	1. »	0.25	0.15	0.05	
— de gentiane										0.60	0.40	0.10		
— d'hamamelis virginica										1. »	0.30	0.20	0.10	
— de houblon										1. »	0.40	0.10	0.05	
— d'hydrastis canadensis									1.25	0.75	0.20	0.15	0.05	
— d'Ipéca										0.75	0.40	0.15		
— de jusquiame										0.50	0.30	0.10	0.05	
— de kola									2. »	1.20	0.25	0.20	0.05	
— de lactucarium										0.75	0.40	0.15		
— de maïs (stigmates)										1.50	0.80	0.25	0.15	
— de noix vomique										0.40	0.30	0.15		
— d'opium (extrait thébaïque)										1.50	0.50	0.30	0.10	
— d'oranges amères (écorces)										1. »	0.60	0.15	0.10	
— de quinquina gris mou										1. »	0.60	0.15	0.05	
— — jaune, mou hydroalcoolique										1.50	1. »	0.20	0.10	
— de ratanhia										1.25	0.60	0.15	0.05	
— de Saturne (sous-acétate de plomb liquide)							1. »	0.50	0.25	0.10	0.05			
— de scille										1. »	0.20	0.10	0.05	
— de valériane										1. »	0.50	0.25	0.05	

Extraits fluides représentant leur poids de substance.

EXTRAIT FLUIDE de coca
— de condurango
— d'hamamelis virginica
— d'hydrastis canadensis
— de kola
— de quebracho
— de quinquina pour vin
— de viburnum

Les 30 gr. à 1 fr. — les 10 gr. à 0 fr. 50. — les 3 gr. à 0 fr. 25.

F

DÉNOMINATION DES MÉDICAMENTS	QUANTITÉS DIVERSES	PRIX	QUANTITÉS DIVERSES	PRIX	500 gr.	250 gr.	100 gr.	30 gr.	9 gr.	5 gr.	1 gr.	0.50	0.40	QUANTITÉS MAXIMA
FARINE de lin	le kilo	0.80			0.50	0.20	0.10	0.05						1 kilo
— de moutarde	id.	1.50			0.80	0.40	0.12	0.05						250 gr.
— de riz	id.	1.50			0.80	0.40	0.20	0.10						id.
FÉCULE de pommes de terre	id.	1. »			0.60	0.35	0.15	0.05						1 kilo
FENOUIL, semences								0.20	0.10	0.05				30 g.
FER Limaille porphyrisée								0.30	0.20	0.10	0.05			30
— réduit									0.30	0.20	0.10	0.05		10
FÈVE de Saint-Ignace râpée											0.20	0.10		
FLEURS pectorales (espèces pectorales)							0.60	0.20	0.10	0.05				100
FLUOROL											1. »	0.30	0.20	
FOLLICULES de séné								0.40	0.15	0.10	0.05			50
FORMOL							2. »	1. »	0.40	0.20	0.15			
FOUGÈRE mâle racine								0.25	0.10	0.05				100
— — pulv.								0.30	0.20	0.10	0.05			30

G

DÉNOMINATION DES MÉDICAMENTS	QUANTITÉS DIVERSES	PRIX	QUANTITÉS DIVERSES	PRIX	500 gr.	250 gr.	100 gr.	30 gr.	9 gr.	5 gr.	1 gr.	0.50	0.40	QUANTITÉS MAXIMA
GAIACOL cristallisé									2.50	1.50	0.40	0.20	0.10	
— liquide									2. »	1.50	1. »	0.20	0.10	
GAYAC râpé								0.20	0.10	0.05				100
— résine pulvérisée								0.30	0.20	0.10	0.05			
GÉLATINE pour bains						1.30	0.75	0.40						500
GENÊT fleurs								0.60	0.20	0.10				100
GENTIANE racine								0.25	0.10	0.05				100
— — pulv.								0.25	0.15	0.10	0.05			30

DÉNOMINATION DES MÉDICAMENTS	QUANTITÉS DIVERSES	PRIX	QUANTITÉS DIVERSES	PRIX	500 gr.	250 gr.	100 gr.	30 gr.	10 gr.	5 gr.	1 gr.	0.50 centigr.	0.10 centigr.	QUANTITÉS MAXIMA
GLYCÉRINE blanche	litre.	3 »	1/2 lit.	1.50		1 »	0.40	0.15	0.10	0.05				250 gr.
— pure à 50°	id.	4 »	id.	2 »		1 20	0.60	0.20	0.10	0.05				250
GLYCÉROLÉ d'amidon							1 »	0.40	0.15	0.10				100
— de tannin							1 20	0.60	0.40	0.25				100
GLYCÉROPHOSPHATE de chaux								2.50	1 »	0.50	0.20	0.10		30
— de fer									2 »	1.25	0.40	0.20	0.10	10
— de potasse									2 »	1.25	0.30	0.20		10
— de soude									1 »	0.50	0.20	0.10		30
GOMME adragante pulvérisée								0.20	0.10	0.05				
— arabique, pour tisane (var.)							0.50	0.20	0.10	0.05				100
— — pulv							1 »	0.30	0.10	0.05				
— gutte pulvérisée									0.50	0.30	0.10	0.05		
GOUDRON de Norvège					0.60	0.40	0.20	0.10	0.05					500
GOUTTES amères de Baume									1 »	0.50	0.15	0.10		10
— noires anglaises									1.50	1 »	0.20	0.10		10
GRAINE de lin mondée					0.50	0.25	0.10	0.05						500
GRANULES d'acide arsénieux ou de Dioscoride, d'arséniate d'antimoine, de fer ou de soude, à 1 millig....	les 100 les 50 les 20 les 10	1.50 1 » 0.50 0.30												100
— d'aconitine, d'atropine, de digitaline et tous autres glucosides, alcaloïdes et sels d'alcaloïdes à 0g.001, 0 gr. 0025 et 0 gr. 0001.	les 100 les 50 les 20 les 10	2 » 1.25 0.60 0.40												25
GRENADIER, écorce sèche de racine							0.75	0.30	0.15	0.10				100
GUIMAUVE, feuilles							0.30	0.15	0.05					100
— fleurs (variable)							0.60	0.20	0.10	0.05				100
— racine (variable)						0.70	0.30	0.10	0.05					100
— — pulv. (variable)							0.60	0.20	0.10	0.03				250
H														
HÉMOGLOBINE									1.25	0.80	0.20	0.10		
HOUBLON, cônes							0.50	0.20	0.10	0.05				
HUILE d'amandes douces						1.50	0.80	0.30	0.10	0.05				100
— de belladone							0.60	0.20	0.10	0.05				250
— blanche						0.80	0.40	0.15	0.05					100
— de cade vraie							0.75	0.25	0.10	0.05				100
— de camomille						1.20	0.60	0.20	0.10	0.05				100

— camphrée					1.50	0.75	0.25	0.10	0.05				250 g.
— camphrée					1.20	0.60	0.20	0.10	0.05				250
— chloroformée (liniment chloroformé)					1.20	0.50	0.30						100
— de croton tiglium									0.75	0.20	0.15	0.10	5
— de foie de morue blonde (var.)	litre.	2.25	1/2 lit.	1.25	1.50	0.75	0.35	0.15					
— créosotée à 15 pour 1.000 (augmenter le prix de l'huile de la somme portée ci-contre dans la colonne réservée à la quantité d'huile employée).	litre.	1 »	1/2 lit.	0.50		0.30	0.15						1 litre.
— créosotée à 10 pour 1000 (augmenter le prix de l'huile de la somme portée ci-contre dans la colonne réservée à la quantité d'huile employée).	litre.	0.75	1/2 lit.	0.40		0.20	0.10						1 litre.
— de jusquiame						0.60	0.20	0.10	0.05				1 litre.
— de laurier						0.60	0.20	0.10					100 g.
— d'olives					0.80	0.40	0.15	0.05					
— de ricin						0.50	0.20	0.10	0.05				
— stérilisée						2 »	1 »	0.50	0.30				100
— de vaseline (vaseline liquide)						0.60	0.20	0.10	0.05				100
— volatile de citron									0.40	0.10			100
— — de girofles									0.50	0.15	0.10		
— — de menthe anglaise									1 »	0.25	0.15	0.10	5
— — de santal								1.50	1 »	0.25	0.15		
— — de térébenthine rectifiée (variable)	litre.	1.50	1/2 lit.	0.75	1 »	0.60	0.30	0.15	0.05				
— — de thym								0.50	0.30	0.10			
HYOSCIAMINE cristallisée et ses sels	5 cent.	1.50	1 cent.	0.50							2 »		
HYPOPHOSPHITE de chaux							1.50	0.75	0.40	0.10			
— de soude							1.50	0.75	0.40	0.10			
HYPOSULFITE de soude médicinal							0.20	0.10	0.05				
HYSOPE mondée						0.40	0.15	0.05					100
I													
ICHTYOL							2 »	0.75	0.40	0.15			30
IODE									0.50	0.10	0.05		
IODOFORME								1 »	0.50	0.10	0.05		10
IODOL (tétraiodopyrrol)							1.50	0.35	0.20	0.10			5
IODURE de calcium						2 »	1 »	0.50	0.10				
— d'éthyle (éther éthyliodhydr.)						2 »	1 »	0.25					
— (proto-) de mercure							0.80	0.25	0.10				

DÉNOMINATION DES MÉDICAMENTS.	QUANTITÉS DIVERSES	PRIX.	QUANTITÉS DIVERSES	PRIX.	500 gr.	250 gr.	100 gr.	30 gr.	10 gr.	5 gr.	1 gr.	0,20	0,10	QUANTITÉS MAXIMA.
IODURE bi-											1	0,30	[illegible]	
— de plomb											1	0,30	0,10	
— de potassium									[illegible]	1,25	[illegible]	0,10	0,10	100 g.
— de sodium									[illegible]	1,25	[illegible]	0,10	[illegible]	30
— de soufre											0,6	0,20	[illegible]	
— de strontium									[illegible]	1,25	[illegible]	0,20	0,10	
IPÉCACUANHA pulv., poud. d'ipeca.												0,20	0,10	

J

DÉNOMINATION DES MÉDICAMENTS.	QUANTITÉS DIVERSES	PRIX.	QUANTITÉS DIVERSES	PRIX.	500 gr.	250 gr.	100 gr.	30 gr.	10 gr.	5 gr.	1 gr.	0,20	0,10	QUANTITÉS MAXIMA.
JABORANDI, feuilles [illegible]									0,50	[illegible]	0,20	0,10		30
JALAP pulvérisé										[illegible]	0,10	0,05		
— résine										0,20	0,10	0,10		
JULEP gommeux	100 gr.	0,60				0,10	0,20	0,30						250
— simple	100 gr.	0,40				0,05	0,20	0,30						250
JUSQUIAME, feuilles mondées								0,5	0,10					

K

DÉNOMINATION DES MÉDICAMENTS.	QUANTITÉS DIVERSES	PRIX.	QUANTITÉS DIVERSES	PRIX.	500 gr.	250 gr.	100 gr.	30 gr.	10 gr.	5 gr.	1 gr.	0,20	0,10	QUANTITÉS MAXIMA.
KÉPHIR, grains de											1	0,30	[illegible]	
KERMÈS minéral, kermès-Cluzel	5 cent.	0,05									1	0,30	0,30	0,10
KOLA concassée									0,30	[illegible]	0,10	0,05		30
— pulvérisée									0,30	[illegible]	0,10	0,05		30

L

DÉNOMINATION DES MÉDICAMENTS.	QUANTITÉS DIVERSES	PRIX.	QUANTITÉS DIVERSES	PRIX.	500 gr.	250 gr.	100 gr.	30 gr.	10 gr.	5 gr.	1 gr.	0,20	0,10	QUANTITÉS MAXIMA.
LACTATE de fer									0,30		0,20	0,10		
LACTINE (lactose, sucre de lait pur)							1,25	0,60	0,20	0,15	0,10			
LACTOPHOSPHATE de chaux								1	[illegible]	0,25	0,10			
— solution à 2 %	litre	[illegible]			1,50	0,75	0,30							
LACTUCARIUM										0,25				
LANOLINE								1,20	[illegible]	0,20	0,10			
LAUDANUM de Rousseau								1,30	[illegible]	0,20	0,10			30
— de Sydenham								1,30	[illegible]	0,10	0,10			30
LICHEN d'Islande									0,60	[illegible]	0,10			100
LIERRE terrestre, feuilles								0,20	0,10	0,10				100
LIMONADE azotique, chlorhydrique, sulfurique, tartrique et autres analogues	litre	0,75	1 litre	0,30	0,30									1 litre

DÉNOMINATION DES MÉDICAMENTS.	QUANTITÉS DIVERSES	PRIX.	QUANTITÉS DIVERSES	PRIX.	500 gr.	250 gr.	100 gr.	30 gr.	10 gr.	5 gr.	1 gr.	0,20	0,10	QUANTITÉS MAXIMA.
LINIMENT ammoniacal térébentiné volat.									0,30	0,20				100 g.
— — camphré					1,25	1	0,30	0,20						
— calcaire ou à l'eau de chaux						1,25	0,30	0,20						
— oleo-calcaire	litre	2,50	1/2 litre	1,25	1	0,30	0,20							litre
LIQUEUR arsenicale de Boullon							0,50	1	0,30	0,20	0,10			litre
— de Fowler							1	0,50	0,30	0,20	0,10			
— de Pearson							1	0,50	0,20	0,10				
— de van Swieten	litre	1					0,50	0,20	0,10					litre
LOOCH blanc							1	0,50	0,20	0,10				
LUPULINE									0,30	[illegible]	0,10			
LYCOPODE								0,40	0,15	0,10				
LYSOL								0,30	0,15	0,10				

M

DÉNOMINATION DES MÉDICAMENTS.	QUANTITÉS DIVERSES	PRIX.	QUANTITÉS DIVERSES	PRIX.	500 gr.	250 gr.	100 gr.	30 gr.	10 gr.	5 gr.	1 gr.	0,20	0,10	QUANTITÉS MAXIMA.
MAGISTÈRE de soufre lavé, précip.								0,20	0,15	0,10	0,05			30
MAGNÉSIE calcinée								0,30	0,15	0,10	0,05			30
MAÏS, stigmates							0,30	0,15	0,10	0,05				50
MALTINE liquide et flustées									1	0,30	0,10	0,10	0,40	10
MANNE en larmes, en sorte								0,30	0,15	0,10				
MASSE de vomitaire									1	0,30	0,10	0,10		
MÉLISSE, feuilles mondées								0,15	0,10	0,05				
MELLITE simple, sirop de miel								0,15	0,10	0,05				
— de roses pâles, miel rosat								0,20	0,10	0,05				
— rosat								0,20	0,10	0,05				
— de scille, mel scillitique								0,6	0,20	0,10	0,05			100
MENTHE poivrée, feuilles mondées								0,15	0,10					100
MENTHOL								1,25	0,50	0,20	0,20			10
MIEL blanc du Gâtinais						1,25	0,50	0,30	0,10	0,05				100
— jaune de Bretagne						0,80	0,50	0,20	0,15	0,05				100
— de mercuriale ou dit de mercuriale								0,60	0,20	0,10	0,05			100
— rosat, miellite de roses rouges (rosable)								0,80	0,20	0,10	0,05			100
MORPHINE et ses sels	5 gr.	0,10									1	0,30	0,20	
MOUCHE de Milan	1 une	0,10												quatre
MOUSSE de Corse								0,40	0,15	0,05				les g.
MOUTARDE blanche, semences						0,50	0,30	0,25	0,10					100

N

DÉNOMINATION DES MÉDICAMENTS.	QUANTITÉS DIVERSES	PRIX.	QUANTITÉS DIVERSES	PRIX.	500 gr.	250 gr.	100 gr.	30 gr.	10 gr.	5 gr.	1 gr.	0,20	0,10	QUANTITÉS MAXIMA.
NAPHTOL								1,25	0,75	0,30	0,10			
— camphré								0,75	0,30	0,20	0,05			

DÉNOMINATION DES MÉDICAMENTS	QUANTITÉS DISPENSÉES	PRIX	QUANTITÉS DISPENSÉES	PRIX	500 gr.	250 gr.	100 gr.	30 gr.	10 gr.	5 gr.	1 gr.	0.50 cmg	0.10 cmg	QUANTITÉS USUELLES
NARCÉINE	0 gr. 05	0.30	0 gr. 01	0.30								2.50	0.75	
NITRATE d'argent cristallisé ou fondu										2.	1.25	0.70	0.50	0.10
NITRATE acide de bismuth								1.30	0.50	0.30	0.10	0.05		
— sousnitrate de mercure sur lait nitreux									0.75	0.40	0.10	0.05		
— (sous) de mercure nitrate acide de mercure									0.30	0.20	0.10			
— de pilocarpine cristallisé	0 gr. 05	0.30	0 gr. 01	0.30						8.	4.	1.		
NITRITE d'amyle (nitrite amylique)									1.	0.75	0.25			
NITROGLYCÉRINE (trinitrine) solution au 1/100										1.	0.50	0.30		5
NOIX vomique pulv.										0.40	0.15	0.10		
NOYER feuilles mondées						0.60	0.30	0.10	0.05					250

O

DÉNOMINATION DES MÉDICAMENTS	QUANTITÉS DISPENSÉES	PRIX	QUANTITÉS DISPENSÉES	PRIX	500 gr.	250 gr.	100 gr.	30 gr.	10 gr.	5 gr.	1 gr.	0.50 cmg	0.10 cmg	QUANTITÉS USUELLES
ONGUENT citrin pommade citrine								0.80	0.30	0.10	0.05			100
— (tartre) double onguent napolitain								1.	0.30	0.20	0.10			100
— simple onguent gris								0.60	0.20	0.10	0.05			100
— belladone pommade mercurielle belladone								2.	0.75	0.70	0.50			100
— de la mère								0.60	0.20	0.10	0.05			100
— populeum								0.60	0.20	0.10	0.05			100
— styrax								0.75	0.30	0.10				100
OPIAT antiblennorhagique (opiat) dentaire balsamique (Codex)								2.50	1.					100
OPIUM pulvérisé										0.60	0.20	0.15	0.10	
ORANGER feuilles								0.50	0.15	0.05				100
ORGE perlé ou mondé						0.30	0.30	0.15	0.05					300
ORPHOL									1.50	0.75	0.20	0.15		
ORTHOFORME										0.50	0.30	0.15		
OXALATE de fer								0.70	0.30	0.15	0.10			20
OXI-CYANURE de mercure											0.20	0.15	0.10	
OXYDE blanc d'antimoine métallique										0.20	0.15	0.10	0.05	
— de fer (sous-carbonate de fer, safran de mars apéritif, carbonate de fer)								0.80	0.20	0.15	0.10	0.05		
— de mercure jaune gr. jaune									0.60	0.40	0.10	0.05		
— rouge gr. rouge									0.60	0.40	0.15	0.05		
OXYDE de zinc blanc de zinc									0.20	0.10	0.05			20
OXYGÈNE en ballons (la location du ballon sera comptée en plus, à raison de 0 fr. … par jour)	1 litre	0.15												

P

DÉNOMINATION DES MÉDICAMENTS	QUANTITÉS DISPENSÉES	PRIX	QUANTITÉS DISPENSÉES	PRIX	500 gr.	250 gr.	100 gr.	30 gr.	10 gr.	5 gr.	1 gr.	0.50 cmg	0.10 cmg	QUANTITÉS USUELLES
PAINS azymes	1 feuill.	0.05												25 f.
	12 —	0.15	le feuill.	0.30										
PANCRÉATINE [illegible]										1.75	1.	0.35	0.15	10 g.
— extractive, titre 25										3.50	2.	0.50	0.25	10 g.
PROTARGOL											2.	0.60		
PAPIER brûlé [illegible]	1 feuill.	0.05												12 f.
— à cautère	la boîte	0.30												la boîte
— nitré en feuilles de [illegible]	la feuill.	0.10												10 f.
PAQUETS de [illegible]														
— Armenie dangereux	1 paq.	0.05	20 paq.	2										[illegible]
PARIÉTAIRE feuilles mondées								0.35	0.15	0.05				100 g.
PASTILLES de chlorate de potasse								0.60	0.20	0.10				100 g.
— Vichy								0.30	0.20					50
— de santonine	1 paq.	0.05												[illegible]
	12 —	0.12												
PÂTE [illegible]								1.	0.30					[illegible]
PAVOTS têtes	1 no	0.10												1 par.
PELLETIÉRINE tannate	0 gr. 30	1.50	0 gr. 05	0.30						3.	2.	0.75		
PENSÉES fleurs								0.30	0.15	0.05				25 g.
PEPSINE [illegible]								2.25	1.	0.30	0.10			
— extractive								2.	1.20	0.30				10
PEPTONE sèche							3.	1.20	0.50	0.30	0.05			
PERCHLORURE de fer liquide								0.40	0.20	0.10	0.05			30
PERMANGANATE de potasse								0.75	0.60	0.30	0.10	0.05		30
PRÉNOSALYL								2.	1.15	0.50	0.30			
PHOSPHATE [illegible] calcique														
— [illegible]								0.30	0.20	0.10	0.05			30
— neutre phosphate bicalcique								0.70	0.20	0.10	0.05			100
— de potasse								0.25	0.15	0.05				
— de soude								0.30	0.30	0.20	0.15			
PIERRE divine								0.20	0.15	0.05				
PLÂTRE À MOULER	2 kilg.	0.70							0.20	0.10	0.05			30
PODOPHYLLIN											0.60	0.40	0.15	4 g.
POIS à cautère, à l'iris ou d'orange [illegible]	le cent	0.30												100
— [illegible]	12	0.15												100
POIVRE cubèbe pulv.								2.	0.75	0.30	0.15	0.05		100
POIX de Bourgogne								0.30	0.15	0.05				100

DÉNOMINATION DES MÉDICAMENTS	QUANTITÉS DÉLIVRÉES	PRIX	QUANTITÉS DÉLIVRÉES	PRIX	300 gr.	250 gr.	100 gr.	50 gr.	10 gr.	5 gr.	1 gr.	0,50	0,10	QUANTITÉS MAXIMA
POLYGALA de Virginie									0,30	0,20	0,10	0,05		22
POMMADE d'Autenrieth pour vésic…									0,30	0,25	0,10	0,05		100
— camphrée							0,60	0,25	0,10	0,05				
— d'Hannon (pommade antipsorique)					2,75	1,50	0,65	0,30	0,10					300
— ophtalmique de Desault, de Léon, de Regent									0,50	0,20				15
— soufrée							0,60	0,25	0,10	0,05				100
POTASSE caustique en plaques ou en pastilles											0,50	0,10		
POTION de Chopart 300 gr.	l'une	2,50	le 1/2	1,50										
— de Rivière en 2 flacons potion anti-émétique	id.	1	id.	0,80										
— simple (julep simple)	id.	0,40						0,60	0,20	0,20				
— de Todd	id.	1												
POUDRE diurétique (poudre des voyageurs)									0,75	0,25	0,10	0,10		100
— de Dover										0,30	0,10	0,05		
Q														
QUASSIA amara, copeaux									0,15	0,05				30
QUASSINE amorphe											2,50	1	0,90 0,30	
QUEUES de cerise								0,50	0,20	0,10	0,05			100
QUINQUINA gris concassé								1	0,50	0,20	0,10			100
— pulv.									0,70	0,25	0,15	0,05		30
— jaune concassé								1,30	0,50	0,20	0,10			100
— pulv.								1	0,50	0,20	0,05			30
R														
RATANHIA, racine concassée									0,70	0,25	0,10	0,05		100
— pulvérisée									0,50	0,15	0,10	0,05		
RÉGLISSE sèche, coupée									0,30	0,15	0,05			100
— pulvérisée									0,20	0,10	0,05			30
REINE des prés, sommités									0,45	0,20	0,10	0,05		100
RÉSORCINE										2	0,20	0,20	0,15 0,10	
RHUBARBE de Chine concassée									0,50	0,30	0,15	0,05		30
— pulv.									1	0,50	0,20	0,05 0,05		
RIZ pulvérisé (poudre de riz)	le kilog.	1,50					0,80	0,40	0,20	0,10	0,05			500

DÉNOMINATION DES MÉDICAMENTS	QUANTITÉS DÉLIVRÉES	PRIX	QUANTITÉS DÉLIVRÉES	PRIX	300 gr.	250 gr.	100 gr.	50 gr.	10 gr.	5 gr.	1 gr.	0,50	0,10	QUANTITÉS MAXIMA
S														
SACCHARINE											2	0,50	0,30 0,10	
SAFRAN variétés											2	1	0,25 0,15	
— pulv. coupé												0,50	0,25 0,10	
SALICYLATE de bismuth										1	0,50	0,15	0,10	10
— de magnésie										1	0,50	0,17	0,10	10
— de méthyle										1	0,40	0,25		
— de soude										1	0,30	0,25	0,05	30
SALOL (salicylate de phénol)										1	0,30	0,25	0,05	30
SALSEPAREILLE feuilles et coupée									1,50	0,70	0,25	0,10	0,05	250
SANGSUES	l'une	0,25												
SANTONINE											0,50	0,20	0,05	1
SAVON animal et médicinal										0,25	0,15	0,10	0,05	30
— noir ou vert								0,60	0,40	0,20	0,10	0,05		200
SCAMMONÉE d'alep pulv.											0,50	0,15	0,05	
SCILLE pulvérisée									0,40	0,30	0,15	0,10		
SEIDLITZ grande									0,50	0,20	0,10			100
SEMEN CONTRA										0,25	0,10			70
— pulv.										0,20	0,10	0,05		30
— couvert ou sucré										0,20	0,10	0,05		30
SÉNÉ, feuilles										0,20	0,10	0,05		30
— follicules										0,25	0,15	0,10		30
SÉRUM artificiel d'Hayem									1	0,60	0,20			500
SILICATE de potasse liquide	le kilog.	1,50					0,70	0,30	0,25					1 kil.
SIMAROUBA, écorce coupée									0,40	0,15	0,10	0,05		30
SINAPISMES	10 feuil.	0,80	la feuille	0,10										10 10
SIROP antiscorbutique … de Portal	1 litre	3	1/2 lit.	1,50			0,75	0,40	0,20	0,10				1/2 lit.
— de laitue de todd			1/2 lit.	1,75			1	0,50	0,20	0,10				id.
— de belladone			1/2 lit.	1,75			0,80	0,30	0,10					250 gr.
— de biiodure de mercure (sirop de Gibert)							1	0,50	0,20					500
— de bourgeons de sapin	1/2 lit.	2	id.	2,50			1,25	0,70						2 lit.
— de chicorée composé (sirop de chicorée composé)							1	0,50	0,15					
— de codéine								0,50	0,20					100 gr.
— de Desessartz								0,70	0,30					100
— Ilascole							1	0,30	0,20	0,10	0,05			250
— de Ferrié							1	0,40	0,20	0,10	0,05			250
— d'écorces d'oranges amères							1	0,30	0,20	0,10	0,05			250
— d'éther								0,40	0,20	0,10	0,05			100
— iodotanique			id.	2				0,40	0,15					1/2 lit.
— d'iodure de fer			id.	2			1	0,40	0,15					250
— d'ipécacuanha							0,70	0,25	0,10	0,05				100
— de morphine (acétate, chlorhydrate ou sulfate)							1	0,40	0,20	0,10	0,05			250
— de noyer							1	0,50	0,25	0,10	0,05			250
— d'opium							1,25	0,60	0,25	0,10	0,05			250
— de quinquina							1,25	0,40	0,20	0,10	0,05			250
— anti-scorbutique iodé			id.	2			1	0,40	0,20	0,10				1/2 lit.

DÉNOMINATION DES MÉDICAMENTS.	QUANTITÉS DIVERSES.	PRIX.	QUANTITÉS DIVERSES.	PRIX.	500 gr.	250 gr.	100 gr.	30 gr.	10 gr.	5 gr.	1 gr.	0 50 centig.	0.10 centig.	QUANTITÉS MAXIMA.
SIROP de ratanhia							0.50	0.25	0.40	0.05				100 g.
— simple ou de sucre						0.50	0.25	0.15	0.10					
— de térébenthine							0.40	0.20	0.10	0.05				
SOUFRE sublimé et lavé (fl. de soufre lavée)							0.20	0.10	0 05					100
SPARADRAPS, longueur s. la largeur de la pièce	0m10	0m25	1m »	5m »										
— diachylum gommé	0.10	0.20	0.75	3 »										1 roul.
— à la glu	0.15	0.30	1.75											id,
— des hôpitaux	0.15	0.30	1. »	4 »										id.
— de poix de Bourgogne	0.15	0.35												0,30c [2]
— de Vigo	0.40	0.70												0,10 [2]
SPARTÉINE (sulfate ou chlorhydrate)											0.50	0.30	0.15	1 g.
STRYCHNINE et ses sels	0 gr. 05	0.25											0.25	0 g. 10
STYRAX							0.60	0 20	0.10					
SUC de réglisse							0.40	0.15	0.05					100 g.
SULFATE d'alumine									0.30	0.15	0.05			10
— d'atropine	0 gr. 50	2 »	0 gr. 01	0.10								2 »	0.50	0 g. 50
— de cuivre pur								0.30	0.15	0.10	0.05			
— — commercial pour désinf. (var.)	le kilog.	0.90			0.50									1 kilo
SULFATE d'éserine (var.)	0 gr. 05	0.60	0 gr. 01	0.30										1 »
— de fer pur							0.40	0.20	0.10	0.05				
— — commercial pour désinfection	le kilog.	0.40												5
— de magnésie							0.25	0.10	0.05					100 g.
— (bi-) de mercure							1.50	0.70	0.30	0.25	0.10			
— (sous-deuto) de mercure (turbith minéral)									0.60	0.30	0.10	0.05		
— de quinine (sulfate basique de quinine)										2 »	0.40	0.25	0.10	5
— (bi-) de quinine (sulf. neutre de quinine, improprement sulfate acidé)										2 »	0.40	0.25	0.10	5

									0.80	0.30	0.10	0.05		10 g.
— de potasse sec (foie de souf.)			1 kilo	1.75	1 »	0.40	0.20	0.10	0.05					1 kilo
SUPPOSITOIRES de beurre de cacao.	l'un	0.20	les dix	1.50										10 g.
— à la glycérine	id.	0.25	id.	1.75										10
— de savon	id.	0.15	id.	1.20										10
SUREAU, fleurs mondées							0.50	0.20	0.10	0.05				100
T														
TALC (silicate de magnésie)					0.60	0.40	0.20	0.10	0.05					500
TANNIGÈNE										1 »	0.25			
TARTRATE neutre de potasse										0.25	0.10	0.05		
— de potasse et de fer										0.70	0.35	0.15		
— — et de soude (sel de Seignette)										0.25	0.15	0.10		

1° TEINTURE d'aconit (flles ou racin.).
— d'aloès.
— d'arnica.
— de belladone.
— de cannelle.
— de cochenille.
— de colchique, bulbes.
— — semences.
— de colombo.
— de datura stramonium.
— de digitale.
— — éthérée.
— d'eucalyptus.
— de fève Saint-Ignace.
— de jusquiame.
— de Mars tartarisée.
— de quillaya (teinture de panama).
— de quinquina gris.
— de scille.
— de stramoine (teinture de datura stramonium).
— de valériane.
— — éthérée.

} 1 fr. les 100 grammes. — 0 fr. 35 les 30 grammes. — 0 fr. 15 les 10 grammes.

2° TEINTURE de badiane.
— de cantharide.
— de cora.
— de drosera.
— d'hamamelis virginica.

} 1 fr. 30 les 100 grammes. — 0 fr. 45 les 30 grammes.

DÉNOMINATION DES MÉDICAMENTS	QUANTITÉS DIVERSES	PRIX	QUANTITÉS DIVERSES	PRIX	500 gr.	250 gr.	100 gr.	30 gr.	10 gr.	5 gr.	1 gr.	0.50 gr.	0.10 gr.	QUANTITÉS MAXIMA
— d'hydrastis canadensis.														
— de kola														
— de lobélie														
— de noix vomique	1 fr. 30 les 100 gr. — 0 fr. 45 les 30 gr.													
— d'opium (extrait d')														
— de rhubarbe														
— de strophantus														
— de viburnum														
3° TEINTURE de castoréum	1 fr. 20 les 10 gr.													
4° TEINTURE d'iode	1 fr. 50 les 100 gr. — 0 fr. 60 les 30 gr. — 0 fr. 20 les 10 gr. — 0 fr. 15 les 5 gr.													
TÉRÉBENTHINE de Venise								0.40	0.20	0.10	0.05			30 g.
— cuite								0.40	0.20	0.10	0.05			
TERPINE									1 »	0.50	0.15	0.10		10
TH. de St-Germain (espèces purgatives)	paq. 5 g.	0.10						0.50	0.20	0.10				30
THÉOBROMINE								8 »	3 »	1.50	0.30	0.20		
TILLEUL, fleurs avec bractées					2. »	1. »	0.50	0.15	0.05					
TRAUMATICINE							3 »	1.20	0.50	0.30	0.10			
U														
UVA URSI (busserole), feuilles								0.50	0.20	0.10	0.05			100
V														
VALÉRIANATE d'ammoniaque crist.										1.25	0.30	0.15	0 05	5
VALÉRIANE, racine						0.90	0.40	0.15	0.05					
— pulvérisée							0.40	0.15	0.10	0.05				30
VASELINE						1 »	0.60	0.20	0.10	0.05				
— boriquée						1.20	0.75	0.30	0.20	0.10				250
— liquide (huile de vaseline)						1 »	0.40	0.15	0.10					
VIN créosoté au vin d'Espagne	1/2 lit.	2 »				1 »	0.50							1/2 lit.
— diurétique de la Charité			1/2 litre.	2. »		1.20	0.60	0.25	0.10					250
— — de l'Hôtel-Dieu ou de Trousseau			id.	2. »		1.20	0.60	0.25	0.10					250
— de grenache ou autre vin analogue exclusivement dans les potions			id.	1.25		0.70	0.30	0.10						
— de Malaga ou autre vin analogue exclusivement dans les potions	id.	2 »	id.	1.25		0.70	0.30	0.10						250
VIOLETTE, fleurs								1 »	0.40	0.20	0.10	0.05		50

III. – TARIF DES OBJETS
DE PANSEMENT

BANDES

Largeur en centimètres	5	7	8	10	20
BANDES de gaze apprêtée (tarlatane)... la bande de 5ᵐ	0.35	0.45	......	0.60	1 »
— — hydrophile purifiée... id.	0.30	0.40	......	0.50	0.90

BANDES de toile.......................... 100 gr. : 0 fr. 75 ; 250 gr. : 1 fr. 50
CATGUTS stérilisés n° 00 à 6.............. Le flacon de 2ᵐ50 : 1 fr. 50.

COTONS

	25 ᵍʳ	50 ᵍʳ	125 ᵍʳ	250 ᵍʳ	500 ᵍʳ	1 ᵏⁱˡ
COTON hydrophile................	0.20	0.30	0.60	1 »	2 »	4 »
— — stérilisé................	......	1 »	1.25	......	......	......
— cardé bis (ouate des hôpitaux)................	......	0.30	0.60	1.20	2 »	4 »
— — blanchi, dit supérieur (coton chirurgical)..	......	0.30	0.60	1 »	2 »	4 »
— blanc en petites feuilles, dit ouate de santé, la feuille de 10 à 12 gr. : 0.10................	......	......	1.20	2 »	......	......

CRINS de Florence stérilisés. Les 5 : 0.40 ; les 25 : 1 fr.

	Nᵒˢ 1 à 5	Nᵒˢ 6 à 10
DRAINS préparés à l'acide phénique ou au sublimé... le flacon de 1ᵐ.	1.75	3 »

ÉPONGES préparées à la ficelle stérilisée, 5 gr. : 0.30 ; 10 gr. : 0.60 ; 30 gr. : 1.50.

GAZES (Largeur 0ᵐ80)

	0ᵐ50	1 mètre	2 mètres	5 mètres
GAZE hydrophile purifiée..................	......	0.40	0.75	1.50
— — — stérilisée................	......	0.80	1.20	......
— — iodoformée à 10 p. 100................	1 »	1.50	......	......
— — phéniquée................	......	0.60	1.20	2ᵐ50
— — salolée................	......	0.60	1.20	......
— apprêtée (tarlatane serrée et fine, largeur 0ᵐ65), coupée dans une pièce................	......	0.30	0.60	1.25
— non apprêtée (largeur 0ᵐ80), coupée dans une pièce.	......	0.30	0.60	1.25

GUTTA-PERCHA laminée (largeur 0ᵐ90).............. Le mètre : 1.50.

LAMINAIRE, tiges préparées pour dilatations, calibrées à la filière Charrière..........................

	Nᵒˢ 1 à 20	Nᵒˢ 21 à 30
L'une................	0.75	1.20
Le flacon de 6 tiges assorties dans l'éther iodoformé.	6.50	

	50 ᵍʳ	125 ᵍʳ	250 ᵍʳ	500 ᵍʳ	1 kil.
OUATE gommée écrue..................	»	»	1.20	2.05	4 »

SOIE A SUTURE ronde, phéniquée ou au sublimé.. le paquet de 10^m, tous numéros. 1.20
— plate, phéniquée ou au sublimé... — — — 1.50
— ronde, en solution phéniquée..... le flacon de 10 mètres......... 1.50
— plate, en solution phéniquée...... — 10 — .... 2 »

	0^{m}10	0^{m}20	0^{m}50	1^m
TAFFETAS d'Angleterre (largeur 0^{m}20).................	0.20	0.40	»	»
— français (baudruche gommée (largeur 0^{m}20).	0.25	0.50	»	»
TAFFETAS gommé (2 couches).......	»	»	1 »	1.75

TOILE A LIT caoutchoutée double face (largeur 1 mètre)......... le mètre carré. 5. »

IV. - TARIF DES ACCESSOIRES

Les bandages, bas élastiques et autres objets divers ne seront renouvelés que sur présentation au médecin de l'ancien accessoire de pharmacie hors de service.

BANDAGES

	ENFANT	CADET	HOMME
BANDAGE simple, inguinal ou crural	2 »	2.50	3 »
— double sur une seule branche	2.50	3 »	3.50
— — brisé	4 »	4.50	5 »
— ombilical	2.50	3 »	3.50
— — en feuille anglaise	4 »	» »	» »
— inguinal simple pour enfants (caoutchouc rouge)	3 »	» »	» »
— — double — —	4 »	» »	» »

BAS ÉLASTIQUES

Chaussette	4 fr. 50
Bas	5 50
Bas à genou	8 »
Bas montant à mi-cuisse	9 »
Bas avec cuissard	11 »

BOUGIES

BOUGIES en caoutchouc rouge moulé, souple, dites Bougies de Nélaton, tous numéros	l'une	1 fr. 25
— en gomme noire ou blonde, droites ou courbes, tous numéros.		
— — cylindriques	l'une	0 75
— — coniques	—	1 25
— — olivaires	—	1 25
— — à béquille	—	1 25
BOUT DE SEIN en caoutchouc	l'un	0 75
— en cristal, avec tétine caoutchouc, sans tube	—	0 75
— — — avec tube	—	1 »
CANULE pour injections en verre ou en cristal		0 40
— pour lavements en gomme noire		0 50
COMPTE-GOUTTES calibré, sans étui		0 30
DOUCHE D'ESMARCH émaillée, de 2 litres, avec monture et robinet		5 »
PESSAIRE anneau de Dumontpallier		2 50
PETITE POIRE en caoutchouc, 0, 00 et 000		1 25
PINCEAU à teinture d'iode en poil de chèvre		0 10
SERINGUE en verre pour homme		0 20
— — pour nez ou oreille		0 30
SUSPENSOIR en toile		0 fr. 80
— demi-élastique		1 »

Les pilules, les pommades et les poudres pouvant être délivrées dans des boîtes en bois, dites du Tyrol, il n'est facturé ni boîtes en carton, ni pots.

BOUTEILLES

Jusqu'à 250 grammes de contenance inclusivement.. .... l'une 0 fr. 10
1/2 bouteilles, 1/2 litres, litres................................ — 0 20

BOUTEILLES

Les indigents devront déposer chez le pharmacien le prix de la bouteille lequel prix leur sera remboursé lorsqu'ils rapporteront cette bouteille.

AVIS IMPORTANT

1° Le prix de toute quantité non prévue au tarif sera fixé proportionnellement à celui de la quantité immédiatement inférieure, sans pouvoir toutefois dépasser celui de la quantité *immédiatement supérieure*.

Exemple : A la page 6 du présent tarif, au mot ; « Absinthe pulvérisée », le gramme est coté 0 fr. 05 et les 5 grammes 0 fr. 10. — En se basant sur la quantité inférieure, c'est-à-dire sur le prix du gramme ; 4 grammes donneraient droit à une indemnité de 0 fr. 05 $\times$ 4 $=$ 0 fr. 20 alors que les 5 grammes sont cotés 0 fr. 10 seulement. — Dans ce cas, MM. les Pharmaciens ne pourront réclamer que le prix de la quantité immédiatement supérieure soit 0 fr. 10 et non 0 fr. 20.

2° Une indemnité de nuit de 0 fr. 50 est allouée aux pharmaciens pour les ordonnances délivrées de 9 heures du soir à 6 heures du matin.
3° Une indemnité de 0 fr. 50 leur est également accordée pour toute stérilisation d'une préparation liquide.
4° MM. les Médecins ne devront porter sur leurs ordonnances que les produits consignés au tarif. En cas de non observation de cette règle, le prix des médicaments indiqués à tort sur les dites ordonnances sera déduit du mémoire du médecin traitant.

SAINT-BRIEUC. — Typ. F. GUYON, rue de la Préfecture. — (2746-12-3-10)

RED. :
20

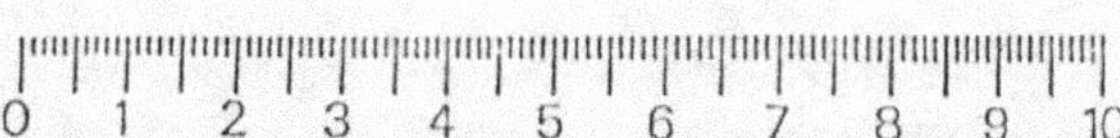

MIRE ISO N° 1
NF Z 43-007
AFNOR
Cedex 7 - 92080 PARIS-LA-DÉFENSE
graphicom
0 1 2 3 4 5 6 7 8 9 10

BIBLIOTHEQUE

NATIONALE

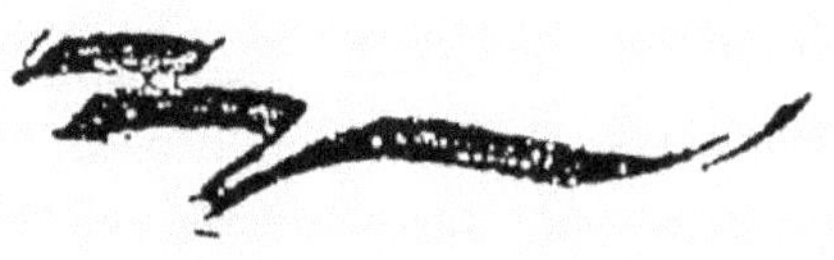

CHATEAU

de

SABLE

1994